La dieta

mediterránea

transformadora

Cocinar 50 comidas para mejorar

los hábitos saludables

(SPANISH EDITION)

Por

Spoons of Happiness

Este documento está orientado a brindar información exacta y confiable con respecto al tema y tema tratado. La publicación se vende con la idea de que el editor no está obligado a prestar servicios contables, autorizados oficialmente o de otro modo calificados. Si es necesario un consejo, legal o profesional, se debe solicitar a una persona con práctica en la profesión.

- De una Declaración de Principios que fue aceptada y aprobada igualmente por un Comité de la Asociación de Abogados de Estados Unidos y un Comité de Editores y Asociaciones.

De ninguna manera es legal reproducir, duplicar o transmitir cualquier parte de este documento en medios electrónicos o en formato impreso. La grabación de esta publicación está estrictamente prohibida y no se permite el almacenamiento de este documento a menos que se cuente con el permiso por escrito del editor. Reservados todos los derechos.

La información proporcionada en este documento se declara veraz y coherente, en el sentido de que cualquier responsabilidad, en términos de falta de atención o de otro tipo, por cualquier uso o abuso de las políticas, procesos o instrucciones contenidas en él, es responsabilidad exclusiva y absoluta del lector receptor. Bajo ninguna circunstancia se imputará al editor ninguna responsabilidad legal o culpa por cualquier reparación, daño o pérdida monetaria debido a la información contenida en este documento, ya sea directa o indirectamente.

Los respectivos autores poseen todos los derechos de autor que no pertenecen al editor.

La información contenida en este documento se ofrece únicamente con fines informativos y, por lo tanto, es universal. La presentación de la información es sin contrato ni ningún tipo de aseguramiento de garantía.

Las marcas comerciales que se utilizan son sin consentimiento y la publicación de la marca comercial se realiza sin permiso o respaldo del propietario de la marca comercial. Todas las marcas comerciales y marcas incluidas en este libro se incluyen únicamente con fines aclaratorios y son propiedad de los propios propietarios, no están afiliadas a este documento.

Tabla de contenidos

Introducción

Una forma eficaz de transformar tu estilo de vida es apostar por la Dieta Mediterránea, que, más que una dieta, es un plan de alimentación a largo plazo fácil de seguir porque la comida contenida en las recetas está disponible en todas partes.

Manteniendo este plan de alimentación, puede tener una nueva vida llena de beneficios para su cuerpo y mente. Además, esta dieta te ayuda a estar de buen humor, por lo que vas a ser más amigable y empático, y mejorarás tus relaciones.

Capítulo 1: Recetas para el

desayuno

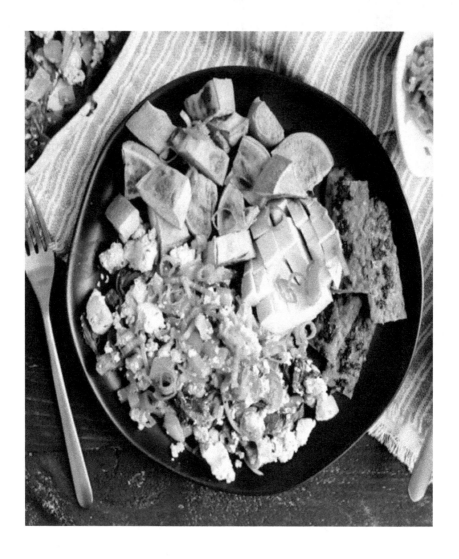

1. Revuelto vegetariano

Listo en 10 | Porciones: 1 | Dificultad: Normal

Ingredientes:

- Un huevo

- Una cucharada de agua

- 1⁄4 de taza de brócoli picado

- 1⁄4 taza de champiñones picados

- Un chorrito de pimienta negra

- Una cucharada de mozzarella, baja en grasa, rallada

- Una cucharada de nueces picadas

- Spray para cocinar

Direcciones:

1. Lubrica el aceite en aerosol en una cazuela e inserta el huevo, el agua, la pimienta, el brócoli y los champiñones y cepille bien.

2. Coloca el microondas en el horno y cocina por 2 minutos.

3. Poner encima las nueces y la mozzarella y servir para el desayuno.

Nutrición:

Calorías 211, grasa 2, fibra 4, carbohidratos 12, proteína 6

2. Champiñones y té con pavo

Listo en 1 hora y 5 minutos | Porciones 12 | Dificultad: Normal

Ingredientes:

- Pan de trigo integral, 8 onzas, en cubos

- Doce onzas de salchicha de pavo picada

- Dos tazas de leche sin grasa

- Cheddar bajo en grasa de cinco onzas, en rodajas

- Tres huevos

- 1/2 taza de cebollas verdes picadas

- Una taza de champiñones, cortados en cubitos

- 1/2 cucharadita de pimentón tibio

- Un chorrito de pimienta negra

- 2 cucharadas de parmesano rallado bajo en grasa

Direcciones:

1. Coloca los cubos de pan en una bandeja para hornear con borde y colócalos en el horno y cocina por 8 minutos a 400 ° Fahrenheit.

2. Mientras tanto, a fuego medio-alto, calienta una sartén, introduce el pavo, la salchicha, mezcla y dora durante 7 minutos.

3. En una taza, mezcla la leche cheddar, los huevos, el parmesano, mezcla bien con la pimienta negra y el pimentón.

4. Agrega los champiñones, la salchicha, las cebollas verdes y los cubos de pan, mezcla, vierte en un tazón grande, lleva al horno y hornea a 350 grados F durante 50 minutos.

5. Trocear, dividir en bandejas y servir para el desayuno.

Nutrición:

Calorías 221, grasa 3, fibra 6, carbohidratos 12, proteína 6

3. Tortilla deliciosa

Listo en 10 minutos | Porciones: 2 | Dificultad: Normal

Ingredientes:

- Dos huevos

- Dos cucharadas de agua

- Aceite de oliva, 1 cucharadita

- 1/4 taza de queso mexicano bajo en grasa, rallado

- 1/4 de taza de salsa gruesa

- Un chorrito de pimienta negra

Direcciones:

1. Integra los huevos con el agua, el queso, la salsa y la pimienta en un plato. Batir bien.

2. A fuego medio-alto, calienta una sartén con el aceite y agrega los huevos. Peinar, esparcir en el plato, hornear por tres minutos, voltear y cocinar por 3 minutos. Dividir en platos y ofrecer desayuno.

Nutrición: calorías 221, grasa 4, fibra 4, carbohidratos 13, proteína 7

4. Tortilla de gofres sencilla

Listo en 10 minutos | Porciones 2 | Dificultad: Normal

Ingredientes:

- Cuatro huevos

- Un chorrito de pimienta negra

- Jamón, 2 cucharadas, picado

- 1/4 taza de queso cheddar, bajo en grasa, rebanado

- Cortó 2 cucharaditas de perejil

- Spray para cocinar

Direcciones:

1. Integra los huevos con pimiento, jamón, queso y perejil en un plato. Revuelve muy bien.

2. Unta el aceite en aerosol en su plancha para gofres, aplica la mezcla de huevo, calienta

durante 4-5 minutos y divide los gofres entre platos y sirve para el desayuno.

Nutrición:

Calorías 211, grasa 3, fibra 6, carbohidratos 14, proteína 8

5. Tortillas de Jared

Listo en 10 minutos | Porciones: 2 | Dificultad: Difícil

Ingredientes:

- Spray para cocinar

- 2/3 taza de queso cheddar bajo en grasa, cortado en cubitos

- Cuatro huevos

- 1/2 cebolla morada, picada

- 1/2 taza de jamón picado

- Un pimiento rojo picado

- Un chorrito de pimienta negra

- Picado 1 cucharada de cebollino,

Direcciones:

1. Integra los huevos con la cebolla, el jamón, el pimiento morrón y el pimiento en un plato. Batir y salpimentar bien.

2. Pon dos frascos en aerosol para cocinar, divide la mezcla de huevos, ponlos en el horno y hornea por 6 minutos a 350 grados Fahrenheit.

3. Rocía todo el queso y cómelo en el desayuno.

Nutrición:

Calorías 221, grasa 3, fibra 3, carbohidratos 14, proteína 7

6. Champiñones y tortillas de queso

Listo en 10 minutos| Porciones 4 |Dificultad: Normal

Ingredientes:

- Aceite de oliva 2 cucharadas

- Un chorrito de pimienta negra

- Champiñones, tres onzas, cortados

- Una taza de espinacas tiernas, picadas

- Tres huevos revueltos

- Queso bajo en grasa 2 cucharaditas, triturar

- Un aguacate fino, pelado, magullado y en cubos

- 1 cucharada de perejil picado

Direcciones:

1. A fuego medio-alto, calienta una sartén con el aceite, incluye los champiñones. Revuelve, cocínalos por cinco minutos, luego muévelos a una sartén.

2. A temperatura media-alta, calienta la misma olla, agrega los huevos y tapa la pimienta negra

en la sartén, cocina por 7 minutos, y luego cocina por 7 minutos. Para trasladar a una bandeja.

3. Pon la mitad de la tortilla de champiñones, espinacas, aguacate y queso, da la vuelta a esta mezcla con la otra mitad, esparce perejil encima y sirve.

Nutrición:

Calorías 199, grasa 3, fibra 4, carbohidratos 14, proteína 6

Capítulo 2: Guarniciones y aperitivos

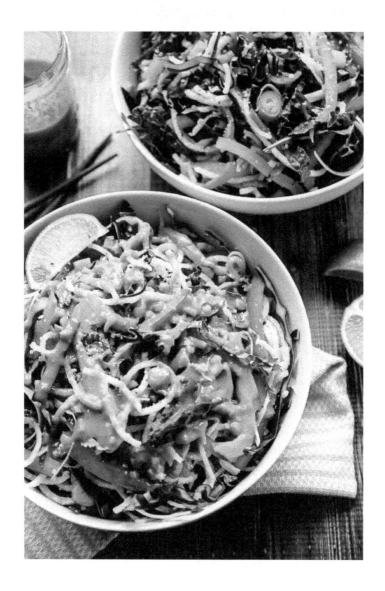

7. Ensalada Jícama Side

Listo en 10 minutos | Porciones: 4 | Dificultad: Normal

Ingredientes:

- Una cabeza de lechuga romana, hojas rotas.

- Una jícama, cortada en trozos y recortada

- Una taza de tomates con cereza, cortados por la mitad

- Un pimiento morado, picado

- Una taza de zanahoria rallada

- Queso bajo en grasa 3 onzas, desmenuzado

- Tres cucharaditas de vinagre para vino tinto

- Cinco cucharadas de yogur descremado

- Aceite de oliva, 1 y 1/2 cucharaditas

- Una cucharadita de perejil picado

- Una cucharadita de eneldo picado

- Al gusto de la pimienta negra

Direcciones:

1. Combina las hojas de lechuga con la jícama, la cebolla, el pimiento morrón y la zanahoria en una ensaladera y mezcla.

2. Mezclar el queso con el yogur, el aceite, el vinagre, el eneldo y el perejil en algún otro bol,

agitar, pasar a la ensalada, revolver para cubrir, distribuir en platos y servir como guarnición.

Nutrición:

Calorías 170, grasa 4, fibra 8 mg, carbohidratos 14 mg, proteína 11 g

8. Risotto con coliflor

Listo en 10 minutos | **Porciones:** 4 | Dificultad: Fácil

Ingredientes:

- Aceite de oliva, dos cucharadas

- Dos dientes de ajo, cortados en cubitos

- Arroz de coliflor por 12 onzas

- Tomillo 2 cucharadas picado

- 1 cucharada de jugo de limón

- 1/2 ralladura de limón rallada

- Un chorrito de pimienta negra

Direcciones:

1. A fuego medio-alto, calienta una sartén con el aceite, introduce el arroz de coliflor y el ajo, mezcla y cocina por 5 minutos.

2. Agrega la ralladura de limón, el jugo de limón, el tomillo, la sal y la pimienta, mezcla, fríe, divide en platos y sirve como guarnición.

Nutrición:

Calorías 130, grasa 2, fibra 2 mg, carbohidratos 6 mg, proteína 8 g

9. Mezcla de arándano y brócoli

Listo en 10 minutos | Porciones: 4 | Dificultad: Fácil

Ingredientes:

- 1/2 taza de mayonesa con aguacate

- Una cucharada de vinagre de sidra para manzanas

- Una cucharada de jugo de limón.

- Una cucharada de azúcar de coco

- 1/4 taza de arándanos

- 1/2 taza de almendras en rodajas

- 9 onzas de floretes de brócoli, cantidad dividida

Direcciones:

1. Peina el brócoli con los arándanos y las rodajas de almendra en un bol y mezcla.

2. Colocar el azúcar de coco con la mayonesa y el vinagre, el jugo de limón en otra taza, mezclar bien, aplicar a la mezcla de brócoli, voltear, distribuir entre platos y servir como guarnición.

Nutrición:

Calorías 120, grasa 1, fibra 3 mg, carbohidratos 7 mg, proteína 8 g

10. Mezcla de tres frijoles

Listo en 10 minutos| **Porciones:** 4 |Dificultad: Normal

Ingredientes:

- 15 onzas de frijoles rojos secos, sin sal agregada, lavados

- 15 onzas de garbanzos enlatados, sin sal agregada y escurridos

- Frijoles pintos enlatados, 15 onzas, sin sal agregada y escurridos

- Vinagre balsámico por 3 cucharadas

- Aceite de oliva, 2 cucharadas

- Dos cucharaditas de condimento italiano

- Dos cucharaditas de ajo en polvo

- Una cucharadita de cebolla en polvo

Direcciones:

1. Integrar los frijoles con aceite, condimentos, vinagre, ajo en polvo y cebolla en polvo en una ensaladera ancha, mezclar, dividir entre platos y servir como guarnición.

Nutrición:

Calorías 140, grasa 1, fibra 10 mg, carbohidratos 10 mg, proteína 7 g

11. Pepino de mezcla cremosa

Listo en 10 minutos| **Porciones:** 2 |Dificultad: Normal

Ingredientes:

- Un pepino grande pelado y picado

- Una cebolla roja pequeña picada

- Yogur descremado para cuatro cucharadas

- Una cucharadita de vinagre balsámico

Direcciones:

1. Combina la cebolla con el pepino, el yogur y el vinagre en una taza, voltea, parte en platos y sirve como guarnición.

Nutrición:

Calorías 90, grasa 1, fibra 3 mg, carbohidratos 7 mg, proteína 2 g

Capítulo 3: Recetas

vegetarianas y veganas

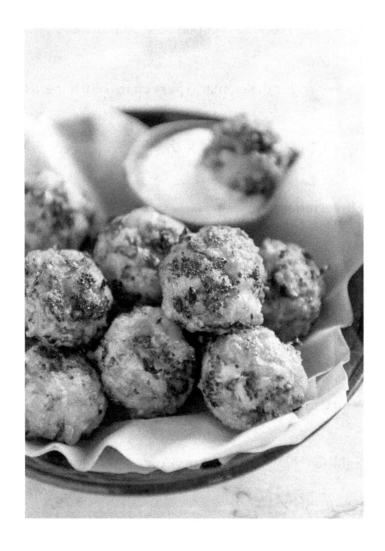

12. Bolas de brócoli

Listo en 15 minutos | Porciones 4 | Dificultad: Normal

Ingredientes:

- Una taza de brócoli en rodajas

- 1/4 de taza de quinoa, horneada

- Una cucharadita de levadura dietética

- 1/2 cucharadita de campo de cilantro

- 1 cucharada de harina de linaza

- 1 huevo batido,

- Dos cucharadas de aceite para aguacate

Direcciones:

1. Se combinan brócoli, quinoa, levadura nutricional, cilantro molido, harina de linaza y huevo.

2. Hasta que esté homogéneo, batir la mezcla.

3. Crea esferas medianas, después de esto, durante 1 min, calienta el aceite de aguacate.

4. En el aceite de aguacate caliente, coloca las bolas de brócoli y hornéalas durante dos minutos por cada lado hasta que estén ligeramente doradas.

Nutrición:

82 calorías, 4,4 g de proteína, 9,7 g de carbohidratos, 3,4 g de grasa, 2,4 g de fibra

13. Sloppy Joes vegetarianos

Listo en 15 minutos | Porciones 2 | Dificultad: Fácil

Ingredientes:

- 1/2 taza de lentejas con verde

- Una cebolla blanca, cortada en cubitos

- 1 cucharadita de chile pimiento

- ½ cucharadita de pimentón ahumado

- Dos cucharadas de pasta con tomates

- Aceite de sésamo 1 cucharada

- 1 cucharadita de miel solvente

- Dos tazas de agua

- 1/2 taza de leche con coco

Direcciones:

1. En la sartén, agrega el aceite de sésamo.

2. Incorporar el ají, la cebolla blanca, el pimentón ahumado y preparar los productos durante cuatro minutos.

3. Y agrega lentejas verdes, azúcar líquida, pasta de tomate y agua.

4. Revuelve bien la mezcla e incorpora la leche de coco.

5. Cubre la tapa y cocina los sloppy joes durante 40 minutos a fuego medio.

6. Retirar la comida del fuego y dejar reposar diez minutos.

Nutrición:

416 calorías, 15,2 g de proteína, 43,8 g de carbohidratos, 21,8 g de grasa, 18,1 g de fibra

14. Floretes de coliflor de cúrcuma

Listo en 10 minutos | Porciones 4 | Dificultad: Normal

Ingredientes:

- Cogollos de coliflor, 2 tazas

- 1 cucharada de cúrcuma molida

- 1 cucharadita de pimentón ahumado

- Aceite de oliva, 1 cucharada

Direcciones:

1. Rocía con cúrcuma molida, pimentón ahumado y aceite de oliva sobre los floretes de coliflor.

2. Cubre la bandeja para hornear galletas con papel de hornear y lleva una capa de los floretes de coliflor a la sartén a 375 F, solo hasta que los floretes de coliflor estén tiernos, cocina la comida durante 25 minutos.

Nutrición:

50 calorías, 1,2 g de proteína, 4,1 g de carbohidratos, 3,8 g de grasa, 1,8 g de fibra

15. Tempeh rubén

Listo en 25 minutos | Porciones 4 | Dificultad: Normal

Ingredientes:

- Tempeh 10 oz

- 1/2 taza de caldo de verduras con bajo contenido de sodio

- 1 cucharadita de vinagre de sidra para manzanas

- 1 cucharadita de ajo en polvo

- Aceite de oliva, 1 cucharada

Direcciones:

1. Combina el vinagre de sidra de manzana, el caldo de verduras y el ajo en polvo en una taza.

2. Y pon el tempeh en el líquido y déjalo en remojo durante 15-20 minutos.

3. Cortar el tempeh en porciones después de esto y colocarlo en una sartén bien precalentada.

4. Aplicar el aceite de oliva y cocinar por cada lado durante cuatro minutos o hasta que esté dorado.

Nutrición:

171 calorías, 13,5 g de proteína, 7,3 g de carbohidratos, 11,2 g de grasa, 0,1 g de fibra

16. Brochetas de tofu marinado

Listo en 25 minutos | Porciones 4 | Dificultad: Normal

Ingredientes:

- 1/4 de taza de yogur con calidad baja en grasas

- 1 cucharadita de curry en polvo

- Una rodaja de cebolla cortada en cubitos

- 1 libra de tofu fuerte en cubos

- 1/2 cucharadita de hojuelas de chile

- 1 cucharadita de pimentón

Direcciones:

1. Combina la leche, el curry en polvo, la cebolla, el chile en hojuelas y el pimentón molido en un tazón.

2. Agrega la mezcla de yogur y el tofu en cubos. Deja marinar el tofu durante veinte minutos.

3. Ensarta los cubos de tofu en las brochetas después de esto y colócalos en la bandeja para hornear galletas.

4. A 375 F y hasta que esté marrón claro, hornea el tofu durante 12 minutos.

Nutrición:

105 calorías, 10,6 g de proteína, 6,2 g de carbohidratos, 5,1 g de grasa, 2 g de fibra

Capítulo 4: Recetas de aves

de corral

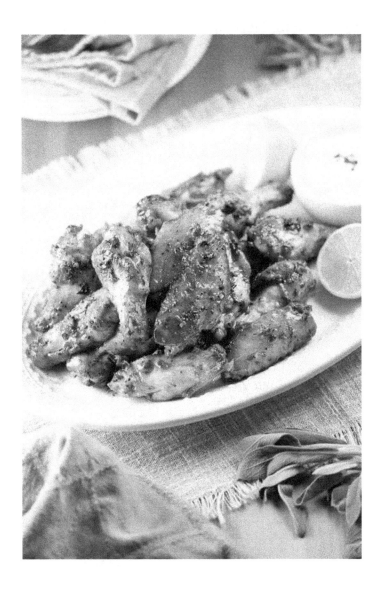

17. Alitas de pollo italianas

Listo en 1 hora y 15 minutos | Porciones 4 | Dificultad: Normal

Ingredientes:

- Alitas de pollo, 2 libras

- Una cucharada de condimento italiano

- Al gusto, pimienta negra

- Aceite de oliva, 2 cucharadas

- Una taza y cuarto de vinagre balsámico

- Tres dientes de ajo cortados en cubitos

Direcciones:

1. Combina el vinagre, la sal, el ajo, las alitas de pollo, la pimienta y el aceite de oliva en la cacerola con el condimento italiano, revuelve para cubrir, ponlo en el horno a 425 °F, y hornea por 1 hora y 15 minutos.

2. Divide y sirve todo entre platos.

Nutrición:

Calorías 280, grasas 7 g, fibra 3 mg, carbohidratos 12 mg, proteínas 14 g

18. Pollo en salsa

Listo en 1 hora | Porciones 4 | Dificultad: Normal

Ingredientes:

- Pechuga de pollo 1 libra, sin piel y deshuesada

- Dieciséis onzas de salsa verde enlatada

- Al gusto, pimienta negra

- Aceite de oliva, 1 cucharada

- 1/2 taza de queso cheddar sin grasa, cortado en cubitos

- 1/4 taza de perejil picado

- Zumo de 1 lima

Direcciones:

1. Coloca la salsa en una fuente para horno, cúbrela con pollo, agrega aceite, pimienta negra,

jugo de limón, cúbrela con queso, colócala en el horno a 400 °F y cocina por 1 hora.

2. Rocía sobre el cilantro, divídelo en platos y sirve.

Nutrición:

Calorías 250, grasa 1 g, fibra 4 mg, carbohidratos 14 mg, proteína 12 g

19. Mezcla de pollo caliente

Listo en 10 minutos | Porciones 4 | Dificultad: Normal

Ingredientes:

- Una taza y media de pechugas de pollo deshuesadas y sin piel, cortadas en tiras

- Una pizca de aceite de oliva

- 1/2 taza de salsa picante

- Dos cebollas verdes picadas

- 1 cucharadita de ajo en polvo

- Una taza de leche con coco

- Al gusto de la pimienta negra

Direcciones:

1. Calienta la sartén a fuego medio-alto, introduce el pollo, cocina por cada lado durante cuatro minutos, introduce el ajo en polvo, la salsa picante de leche de coco, las cebolletas y la pimienta negra, voltea, cocina por otros dos minutos, separa en tazones y sirve.

Nutrición:

Calorías 200, grasa 11 mg, fibra 6 mg, carbohidratos 14 mg, proteína 11 g

20. Sopa de pollo y camarones

Listo en 25 minutos | Porciones: 4 | Dificultad: Normal

Ingredientes:

- Cinco cucharadas de pasta de curry

- Aceite de oliva, 1 cucharada

- Una pechuga de pollo ancha, sin piel, deshuesada y cortada en trozos pequeños

- Cuatro cucharaditas de coco amino

- Cuatro tazas de caldo de pollo

- Jugo y 1 lima

- Una libra de camarones pelados y desvenados

- 1/2 taza de leche de coco

- Un calabacín picado

- Una zanahoria en rodajas

- Una cucharada de cilantro, cortado en cubitos

Direcciones:

1. A fuego medio, calienta una olla con el aceite, introduce la pasta de curry y el pollo, revuelve y cocina a fuego lento durante cinco minutos.

2. Tritura y cocina por 10 minutos, agrega caldo, amino, jugo de limón, crema, calabacín y zanahoria.

3. Incluye el cilantro y los camarones, da vuelta, cocina a fuego lento durante otros cinco minutos, sirve en tazones y come.

Nutrición:

Calorías 170, grasa 3 g, fibra 2 g, carbohidratos 12 mg, proteína 8 g

21. Guiso de pollo y aceitunas

Listo en | 2 horas Porciones 4 | Dificultad: Difícil

Ingredientes:

- Trozos de pollo dos libras

- Treinta onzas de tomates picados secos, sin sal agregada

- Treinta aceitunas negras, sin hueso y en cubitos

- Caldo de pollo dos tazas

- Cortó dos cucharaditas de perejil

- Albahaca dos cucharadas, picada

- Aceite de oliva, dos cucharadas

- Una gota de sal marina y pimienta negra.

Direcciones:

1. Calentar una sartén con aceite a fuego medio-alto, introducir los trozos de pollo, sazonar con un

toque de sal y pimienta negra, y dorar por ambos lados durante dos minutos.

2. Agrega el caldo, la albahaca, los tomates, las aceitunas y el perejil, mezcla, tapa y hornea a 325 °F en el horno, cocina por 2 horas, parte en tazones y sirve.

Nutrición:

Calorías 260, grasa 10 g, fibra 4 mg, carbohidratos 12 mg, proteína 24 g

Capítulo 5: Recetas de carne

de res, cerdo y cordero

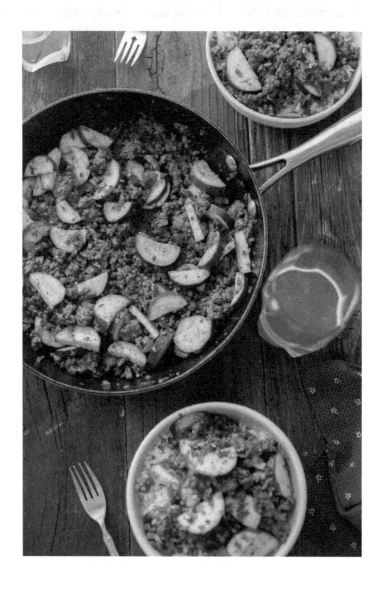

22. Sartén de carne

Listo en 30 minutos | Porciones 3 | Dificultad: Fácil

Ingredientes:

- Una taza de carne de res magra, molida

- 1 taza de pimiento, cortado

- Dos pimientos, en rodajas

- Un chile pimiento, cortado en cubitos

- Aceite de oliva, 1 cucharada

- 1/2 taza de agua

Direcciones:

1. En la sartén, hierve el aceite de oliva y agrega la carne molida magra.

2. Cocina durante diez minutos.

3. Y agrega ají y pimiento morrón y mezcla bien la carne. Freír los productos durante diez minutos más.

4. Agrega el agua y los tomates.

5. Durante diez minutos, cierra la tapa y hierve la comida.

Nutrición:

167 calorías, 16,1 g de proteína, 6,3 g de carbohidratos, 8,8 g de grasa, 1,6 g de fibra

23. Tiras de carne caliente

Listo en 15 minutos |Porciones 3|Dificultad: Fácil

Ingredientes:

- Carne de res de 9 oz

- Dos cucharadas de pimienta de cayena

- Una cucharada de jugo de limón.

- Aceite de canola, 2 cucharadas

Direcciones:

1. En los trozos, corta los filetes de ternera y cúbrelos con pimienta de cayena.

2. Rocía la carne con jugo de limón y colócalo en la sartén caliente.

3. Aplicar el aceite de canola y asar la carne a fuego medio durante quince minutos. Para evitar quemarse, muévelo de vez en cuando.

Nutrición:

231 calorías, 22,5 g de proteína, 2,1 g de carbohidratos, 14,6 g de grasa, 1 g de fibra

24. Fiesta del pavo molido

Listo en 20 minutos| Porciones 2|Dificultad: Fácil

Ingredientes:

- 1/2 taza de pavo molido

- 1/2 taza de frijoles blancos cocidos

- 1/2 taza de granos de maíz cocidos

- Aceite de oliva. 1 cucharada

- 1 cucharadita de romero fresco

- 1 cucharadita de pimienta de cayena

- 1/2 taza de puré de tomate

Direcciones:

1. En la sartén, pon el pavo molido.

2. Inserta el aceite de oliva, el romero seco y la pimienta de cayena.

3. Cocina los ingredientes durante diez minutos.

4. Agrega los frijoles blancos, los granos de maíz y el puré de tomate, luego mezcla bien.

5. Cierra la tapa y cocina la comida a fuego lento durante diez minutos.

Nutrición:

352 calorías, 27,4 g de proteína, 44,2 g de carbohidratos, 9,4 g de grasa, 10,4 g de fibra

25. Sloppy Joe

Listo en 35 minutos | Porciones 2 | Dificultad: Normal

Ingredientes:

- 1 taza de carne magra molida

- 1 taza de cebolla, cortada en cubitos

- 1⁄2 taza de pimientos verdes en rodajas

- 1 cucharadita de ajo picado

- 1 cucharada de aceite de canola

- 1 cucharadita de miel solvente

- 1⁄2 taza de puré de tomate

- 1 cucharadita de pasta con tomate

Direcciones:

1. En una sartén, mezcla el aceite de canola con la carne molida magra.

2. Insertar la cebolla y el pimiento dulce y mezclar bien con los productos.

3. Cocínalos durante diez minutos.

4. Y agrega el puré de tomate, la miel y la pasta de tomate. Agita bien la mezcla.

5. Tapa la tapa y cocina a fuego moderado durante 25 minutos.

Nutrición:

134 calorías, 7,6 g de proteína, 8,7 g de carbohidratos, 7,7 g de grasa, 1,9 g de fibra

26. Pastel de carne con cúrcuma

Listo en 50 minutos | Porciones 6 | Dificultad: Normal

Ingredientes:

- Una cucharadita de cúrcuma molida

- Hojuelas con 1 cucharadita de chile

- Dos onzas de cebolla picada

- 2 tazas de carne magra molida

- Sémola por 2 cucharadas

- Ketchup por 2 cucharadas

- 1 huevo batido,

- Aceite de oliva, 1 cucharadita

Direcciones:

1. Frota con aceite de oliva el molde para pastel de carne.

2. Y mezcla todos los ingredientes de la lista en la taza para mezclar.

3. La mezcla de carne se agrega al pastel de carne cocido y se aplana. Es perfecto.

4. Hornea el pastel de carne durante 50 minutos a 375F.

5. Déjalo enfriar bien y divídelo en porciones.

Nutrición:

136 calorías, 16,5 g de proteína, 4,4 g de carbohidratos, 5,5 g de grasa, 0,4 g de fibra

Capítulo 6: Recetas de
mariscos de la dieta DASH

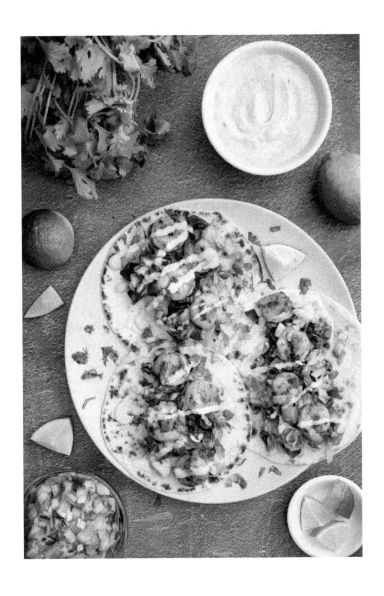

27. Camarones al yogur

Listo en 10 min | Porciones: 2 | Dificultad: Normal.

Ingredientes:

- 1 libra de camarones pelados

- 1 cucharada de margarina

- ¼ de taza de yogur descremado

- 1 cucharadita de ralladura de limón rallada

- 1 ají picado

Direcciones:

1. Derretir la margarina en la sartén, agregar el ají y asar durante 1 minuto.

2. Luego agrega los camarones y la ralladura de limón.

3. Asa los camarones durante 2 minutos por cada lado.

4. Después de esto, agrega el yogur, revuelve bien los camarones y cocina por 5 minutos.

Nutrición:

137 calorías, 21,4 g de proteína, 2,4 g de carbohidratos, 4 g de grasa, 0,1 g de fibra, 192 mg de colesterol, 257 mg de sodio, 187 mg de potasio

28. Salmón aromático con semillas de hinojo

Listo en 10 min | Porciones: 2 | Dificultad: Normal.

Ingredientes:

- 4 filetes de salmón medianos, sin piel y deshuesados

- 1 cucharada de semillas de hinojo

- 2 cucharadas de aceite de oliva

- 1 cucharada de jugo de limón

- 1 cucharada de agua

Direcciones:

1. Calienta el aceite de oliva en la sartén.

2. Agrega semillas de hinojo y ásalos durante 1 minuto.

3. Agrega los filetes de salmón y espolvorea con jugo de limón.

4. Agrega agua y asa el pescado durante 4 minutos por lado a fuego medio.

Nutrición:

301 calorías, 4,8 g de proteína, 0,8 g de carbohidratos, 18,2 g de grasa, 0,6 g de fibra, 78 mg de colesterol, 81 mg de sodio, 713 mg de potasio

29. Crema de pescado

Listo en 10 min | Porciones: 2 | Dificultad: Normal.

Ingredientes:

- 2 libras de trucha, hervida

- 2 cucharadas de queso crema bajo en grasa

- 1 cucharada de eneldo fresco picado

- 1 cucharadita de ajo picado

- ¼ de taza de yogur descremado

Direcciones:

1. En el procesador de alimentos, pon todos los ingredientes y licua hasta que quede suave.

2. Extiende el pescado en el recipiente y aplánalo bien.

3. Extiende en el refrigerador durante 5-10 minutos antes de servir.

Nutrición:

231 calorías, 30,9 g de proteína, 1 g de carbohidratos y 10,6 g de grasa, 0,1 g de fibra, 87 mg de colesterol, 90 mg de sodio, 560 mg de potasio

30. Camarones con pimienta de Jamaica

Listo en 10 min | Porciones: 2 | Dificultad: Normal.

Ingredientes:

- 1 cucharadita de pimienta de Jamaica, molida

- 2 cucharadas de aceite de oliva

- 1 libra de camarones, pelados

Direcciones:

1. Calentar la sartén con aceite de oliva.

2. En la tina, combina la pimienta gorda y los camarones.

3. Mueva los mariscos al aceite caliente y cocina por ambos lados durante 3 minutos o hasta que los camarones estén de un color rosa brillante.

Nutrición:

196 calorías, 25,9 g de proteína, 2,1 g de carbohidratos, 9 g de grasa, 0,1 g de fibra, 239 mg de colesterol, 277 mg de sodio, 197 mg de potasio

31. Camarones especiados con azafrán

Listo en 10 min | Porciones: 2 | Dificultad: Normal.

Ingredientes:

- 1 cucharadita de jugo de limón.

- 1 cucharada de aceite de sésamo

- ½ cucharadita de pimentón ahumado

- 1 cebolla amarilla picada

- 1 libra de camarones, pelados y desvenados

- 1 cucharadita de azafrán en polvo

Direcciones:

1. Calentar el aceite de sésamo y poner la cebolla al fuego. Asa a fuego medio durante 2-3 minutos.

2. Mientras tanto, combina el azafrán en polvo, el jugo de limón, los camarones y el pimentón ahumado.

3. Coloca los camarones y mezcla bien en la sartén.

4. A fuego medio, cocina la comida durante 10 minutos.

Nutrición:

Por porción: 177 calorías, 26,2 g de proteína, 4,6 g de carbohidratos, 5,4 g de grasa, 0,7 g de fibra, 239 mg de colesterol, 278 mg de sodio, 243 mg de potasio

32. Lubina con ralladura de limón

Listo en 10 min | Porciones: 2 | Dificultad: Normal.

Ingredientes:

- 2 cucharadas de aceite de oliva

- 1 libra de filetes de lubina, sin piel y deshuesados

- 1 cucharada de ralladura de limón rallada

- ¼ de taza de jugo de limón

- 1 diente de ajo cortado en cubitos

- 1 cucharadita de margarina

Direcciones:

1. Derrite la margarina en la sartén.

2. Agrega aceite de oliva y ajo. Ásalo por 1 minuto.

3. Luego espolvorear los filetes de lubina con ralladura de limón y jugo de limón y poner en la sartén con ajo.

4. Asa el pescado durante 4 minutos por cada lado a fuego medio.

Nutrición:

215 calorías, 27 g de proteína, 0,9 g de

carbohidratos, 11 g de grasa, 0,2 g de fibra, 60 mg

de colesterol, 113 mg de sodio, 399 mg de potasio

Capítulo 7: Recetas de sopas

y guisos dietéticos DASH

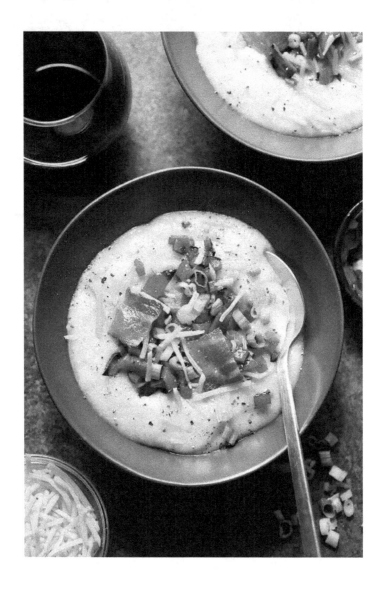

33. Sopa de coliflor y papa

Listo en: 40 minutos | Porciones 6 | Dificultad Normal

Ingredientes:

- Dos patatas rojizas en rodajas,

- Una taza de floretes de coliflor

- Cinco tazas de caldo de pollo bajo en sodio

- 1/2 taza de yogur con calidad baja en grasas

- 1 cucharadita de pimentón

- 1 cucharadita de chile en polvo

- 1 cucharadita de orégano seco

Direcciones:

1. A fuego medio-alto, calienta una olla con el aceite, inserta la coliflor y la papa, mezcla y cocina a fuego lento durante cinco minutos.

2. Incluir las especias restantes en la sopa durante treinta minutos a fuego moderado, combinar con una licuadora de inmersión y hervir durante dos minutos.

Nutrición:

83 calorías, 4,5 g de proteína, 14,9 g de carbohidratos, 0,5 g de grasa, 2,5 g de fibra

34. Sopa de pollo verde

Listo en 60 minutos | Porciones 4 | Dificultad Normal

Ingredientes:

- 1 libra de pollo de pechuga, cortado en cubitos

- Media cucharadita con pimienta negra molida

- Cuatro tazas de agua

- Espinaca, 1 taza, picada

- Dos tazas de cebolla amarilla picada

- Una cucharadita de cilantro seco

Direcciones:

1. En un horno, coloca el pollo, agrega el agua y los suministros de la lista anterior, excepto las espinacas.

2. Cocina la sopa durante 50 minutos.

3. Introducir las espinacas y hervir la sopa durante diez minutos más a fuego lento.

Nutrición:

155 calorías, 24,9 g de proteína, 5,8 g de carbohidratos, 2,9 g de grasa, 1,5 g de fibra

35. Sopa de mariscos y cilantro

Listo en: 20 minutos | Porciones 4 | Dificultad Normal

Ingredientes:

- Cuatro tazas de agua

- Camarones, 1/2 libra, pelados

- 1/2 libra de filetes de bacalao, picados

- Aceite de oliva, dos cucharadas

- 1 cucharadita de cilantro molido

- 1 cucharadita de pimentón ahumado

- 1 rodaja de chalota, en rodajas

Direcciones:

1. A fuego medio calentar una sartén con el aceite, introducir las chalotas, mezclar y sofreír durante cinco minutos.

2. Incluye los camarones y el bacalao y cocina por cinco minutos más.

3. Incluye después el cilantro molido y el pimentón ahumado. Batir y hervir a fuego lento la

sopa a fuego moderado durante diez minutos más.

Nutrición:

178 calorías, 23,2 g de proteína, 2 g de carbohidratos, 8,6 g de grasa, 0,2 g de fibra

36. Sopa de caldo de pollo y camarones

Listo en 15 minutos | porciones 6 | Dificultad Fácil

Ingredientes:

- Seis tazas de caldo de pollo bajo en sodio

- Tres tazas de camarones pelados y finamente picados

- Cebolletas 3 oz, picadas

- Cebollino dos cucharadas, picado

Direcciones:

1. Colocar todos los ingredientes y llevarlos a ebullición en la sartén.

2. Hervir el caldo a fuego moderado durante diez minutos.

Nutrición:

50 calorías, 8,8 g de proteína, 2,1 g de carbohidratos, 0,2 g de grasa, 0,4 g de fibra

Capítulo 8: Recetas de ensaladas y salsas

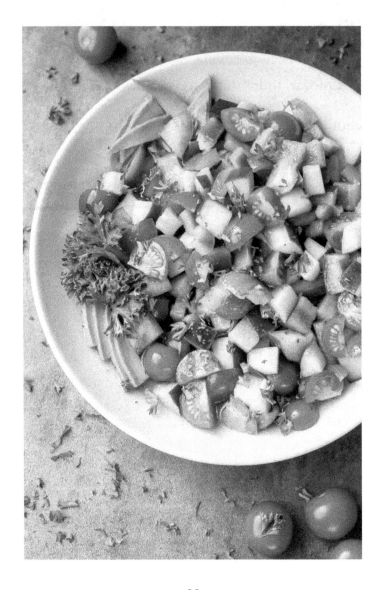

37. Ensalada de tomate

Listo en: 10 minutos | Porciones: 4 | Dificultad Fácil

Ingredientes:

- 1 cebolla morada en rodajas

- 2 tazas de tomates cherry, cortados por la mitad

- ¼ de cucharadita de pimienta negra molida

- ½ taza de cilantro fresco, picado

- 1 cucharada de aceite de oliva

- ½ cucharadita de orégano seco

- 1 cucharada de vinagre de sidra de manzana

Direcciones:

1. Mezcla los tomates cherry y la cebolla roja en rodajas.

2. Agrega el cilantro. Mezcla la ensalada.

3. Después de esto, espolvorear la ensalada con pimienta negra molida, aceite de oliva, orégano seco, vinagre de sidra de manzana.

4. Agita la ensalada suavemente.

Nutrición:

Calorías 119, proteínas 2,4 g, carbohidratos 12,8 g, grasas 7,5 g, fibra 3,7 g.

38. Ensalada de queso y bistec

Listo en: 10 minutos | Porciones: 7 | Dificultad Difícil

Ingredientes:

- 1 cucharadita de vinagre balsámico

- 3 tazas de lechuga romana picada

- 1 cucharadita de aceite de aguacate

- 1 cucharada de aceite de oliva

- 10 oz de solomillo de ternera

- 1 taza de pepinos picados

- 200 g de queso bajo en grasa, desmenuzado

- 1 taza de pimiento dulce picado

- 1 cucharadita de condimentos para carne

Direcciones:

1. Con condimentos para carne y aceite de aguacate, cubre el solomillo de ternera.

2. Coloca el bistec en el horno antes de precalentar la parrilla a 400F.

3. Cocina por ambos lados durante 9 minutos.

4. Córtalo y colócalo en la ensaladera cuando el bistec esté listo.

5. Agita bien y agrega el pimiento dulce, la lechuga romana y los pepinos.

6. Mezcla el aceite de oliva y el vinagre balsámico con la ensalada.

7. Luego termina agregando un poco de queso desmenuzado a la ensalada.

Nutrición:

Calorías 219, proteínas 19,7 g, carbohidratos 3 g, grasas 14,1 g, fibra 0,5 g.

39. Ensalada de edamame y ajo

Listo en: 7 minutos | Porciones: 4 | Dificultad Normal

Ingredientes:

- 2 cucharadas de cebolletas picadas

- 2 tazas de edamame, cocido

- 1 cucharadita de ajo picado

- 2 cucharadas de vinagre de sidra de manzana

- 2 cucharadas de aceite de aguacate

Direcciones:

1. En la ensaladera, mezcla todos los ingredientes.

2. Deja enfriar la ensalada a un lado durante 5 minutos.

Nutrición:

Calorías 201, proteína 16.8 g, carbohidratos 15.1 g, grasa 9.6 g, fibra 5.8 g.

40. Ensalada de naranja y mango

Listo en: 7 minutos | Porciones: 4 | Dificultad Normal

Ingredientes:

- 1 cucharadita de extracto de vainilla

- 2 cucharadas de nueces picadas

- 1 cucharada de yogur descremado

- 2 tazas de naranjas picadas

- 1 taza de mango, pelado y cortado en cubos

Direcciones:

1. Coloca todos los ingredientes y combina bien en el plato.

2. Luego, transfiere la ensalada a la fuente para servir.

Nutrición:

Calorías 97, proteínas 2,4 g, carbohidratos 17,6 g, grasas 2,6 g, fibra 3,1 g.

41. Ensalada de verduras

Listo en: 5 minutos | Porciones: 4 | Dificultad Fácil

Ingredientes:

- 1 cucharada de jugo de lima

- Una pizca de pimienta negra

- 1 cucharada de vinagre rojo

- 1 cucharada de aceite de oliva

- 1 repollo morado grande, rallado

- 2 zanahorias ralladas

- 2 chalotas picadas

Direcciones:

1. En la ensaladera, combina todos los ingredientes de la ensalada y déjala enfriar durante 2-3 minutos en el refrigerador.

Nutrición:

Calorías 219, proteínas 19,7 g, carbohidratos 3 g, grasas 14,1 g, fibra 0,5 g.

Capítulo 9: Recetas para el almuerzo y la cena

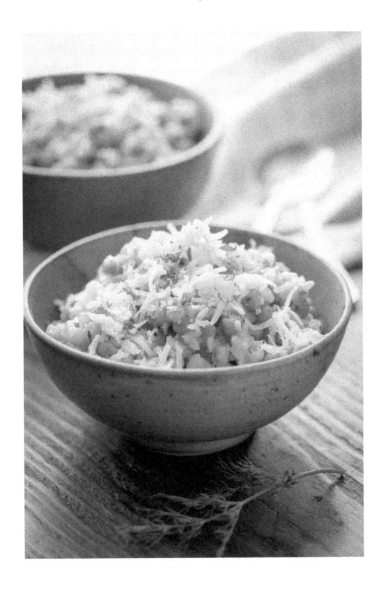

42. Guisantes con arroz y queso

Listo en 10 minutos | Porciones: 4 | Dificultad Fácil

Ingredientes:

- 1⁄4 de taza de caldo de pollo con sodio reducido

- 3⁄4 taza de arroz integral

- Una taza y media de guisantes

- 1⁄4 de taza de queso feta desmenuzado y bajo en grasa

- 3⁄4 taza de cebolletas picadas

- 1⁄4 de taza de espinaca picada

- Al gusto, pimienta negra

Direcciones:

1. Colocar el caldo en una cacerola pequeña, poner a hervir a fuego medio-alto, agregar el arroz, batir, tapar y dejar hervir a fuego lento durante cuatro minutos.

2. Insertar los guisantes, batir y dejar hervir durante 6 minutos más.

3. Retirar el fuego, introducir la menta, las cebolletas, la pimienta negra y el queso, mezclar, partir y servir entre platos.

Nutrición:

Calorías 187, grasa 3 mg, fibra 6 mg, carbohidratos 16 mg, proteína 9 mg

43. Ensalada de pavo ahumado

Listo en 10 minutos | Porciones: 4| Dificultad Fácil

Ingredientes:

- Dos mangos, cortados en cubos y en rodajas

- Cuatro tazas de verduras para ensalada.

- Pavo ahumado, 1 taza, cortado en cubitos

- 1/4 taza de cilantro picado

- Aceite de oliva, 2 cucharadas

- Dos cucharadas de agua

- 1/4 de cucharadita de piel de lima, triturar

- Dos cucharadas de jugo de lima

- 1⁄4 de cucharadita de jengibre rallado

Direcciones:

1. Integra los mangos con las lechugas, el pavo y el cilantro en una ensaladera y mezcla.

2. Mezcla el aceite con el agua, la cáscara de lima, el jugo de lima y el jengibre en otro plato, mezcla bien, agrega a la ensalada, mezcla y sirve para el almuerzo.

Nutrición:

Calorías 199, grasa 3 mg, fibra 4 mg, carbohidratos 16 mg, proteína 8 mg

44. Ensalada de cerdo

Listo en 35 minutos | Porciones: 4 | Dificultad Difícil

Ingredientes:

- 450 g de lomo de cerdo, cortado en rodajas pequeñas

- 1 taza de cáscara de limón, cortada en cubitos

- Seis hojas de salvia picadas

- Un chorrito de pimienta negra

- 1⁄2 semilla de comino, campo

- Aceite de oliva, 1 cucharada

- Una cabeza de lechuga verde arrancada

- Una taza y media de tomates en rodajas

- 1 aguacate en rodajas, sin hueso y en cubos

- 1 taza de frijoles negros secos, sin sal agregada, escurridos y enjuagados

- 1/2 taza de cebollas verdes picadas

Para la vinagreta:

- Un pimiento rojo dulce, cortado por la mitad

- Un jalapeño partido a la mitad

- Dos cucharadas de jugo de lima

- 2 cucharadas de vinagre blanco

- Aceite de oliva, 2 cucharadas

Direcciones:

1. Integrar la cáscara de limón, la salvia, el comino y las rodajas de cerdo a la pimienta negra en un plato, revolver y dejar reposar diez minutos.

2. Calentar la sartén a fuego medio-alto con 1 cucharada de aceite, introducir las lonchas de cerdo, cocinar por cada lado por cinco minutos y pasar a una charola.

3. Coloca en una bandeja para hornear con borde la mitad del pimiento dulce y el jalapeño, coloca en el horno, hornea por 25 minutos a 425 °F, enfríalas, pélalas y ponlas en un tazón.

4. Pulsar bien y aplicar 2 cucharadas de jugo de limón, vinagre y dos cucharadas de aceite.

5. Incorporar la lechuga con el aguacate y los tomates en una ensaladera. Mezcla y divide entre platos de frijoles negros y cebollas verdes.

6. Peina esta mezcla de lonchas de cerdo, rocía toda la vinagreta y sírvela para el almuerzo.

Nutrición:

Calorías 229, grasa 4 mg, fibra 8 mg, carbohidratos 17 mg, proteína 18 m

45. Ensalada para el almuerzo vegetariana

Listo en 15 minutos |Porciones: 4| Dificultad Normal

Ingredientes:

- Una libra de tofu fuerte, lavado y cortado en cubos

- 3⁄4 taza de aderezo italiano bajo en grasa

- Aceite de oliva, 1 cucharada

- Calabaza amarilla, doce onzas, cortada en cubos

- Dos pimientos de naranja dulce, picados

- 1⁄2 taza de quinoa cocida

- 1⁄2 taza de hojas de acedera, cortadas

Direcciones:

1. A fuego medio-alto, calienta la parrilla de la cocina, incorpora el tofu, cocina a la parrilla durante cinco minutos y cambia a una ensaladera.

2. A fuego medio-alto, calienta una sartén con el aceite, incorpora la calabaza, los pimientos y la quinoa, mezcla y cocina por 10 minutos.

3. Pasar el tofu al plato, introducir la acedera y las hojas de aderezo italiano, mezclar y servir para el almuerzo.

Nutrición:

Calorías 276, grasa 4 mg, fibra 7 mg, carbohidratos 16 mg, proteína 14 mg

46. Ensalada para el almuerzo de primavera

Listo en 2 horas | Porciones: 6 | Dificultad Difícil

Ingredientes:

- Cuatro tazas de col verde rallada

- Dos zanahorias, ralladas

- 3/4 taza de pimientos morrones surtidos, rojos, verdes y rosados, picados

- 1/2 taza de rábanos en rodajas

- 1/4 taza de cilantro picado

- 1/4 taza de cebollas verdes picadas

- Tres cucharadas de arroz con vinagre

- Aceite de oliva, tres cucharadas

- Tres cucharadas de azúcar de coco

- Jengibre dos cucharadas, frotado

- 1/2 cucharadita de mostaza seca

- 1/4 de cucharadita de pimiento rojo molido

Direcciones:

1. Integra la col verde con las zanahorias, pimientos morrones, rábanos, cilantro y cebolleta en una ensaladera y mezcla.

2. Integra el aceite, el azúcar, el jengibre, la mostaza y el vinagre de pimiento rojo en otra taza, mezcla bien, agrega a la lechuga, mezcla, cubre y mantén en el refrigerador por 2 horas antes de servir para el almuerzo.

Nutrición:

Calorías 200, grasa 4 mg, fibra 7 mg, carbohidratos 16 mg, proteína 9 mg

Capítulo 10: Postres y

bocadillos

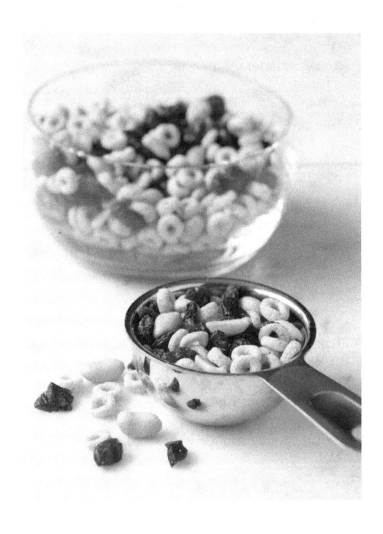

47. Mezcla de cereales

Listo en 40 minutos | Porciones: 6 | Dificultad: Normal

Ingredientes:

- Aceite de oliva, 3 cucharadas

- Una cucharadita de salsa picante

- 1/2 cucharadita de ajo machacado

- 1/2 cucharadita de cebolla molida

- 1/2 semilla de comino, campo

- Un sabor a especias de Cayena

- 3 tazas de cereal de arroz cuadrados

- Un tazón de hojuelas de maíz

- 1/2 taza de pepitas

Direcciones:

1. Integrar el aceite con la salsa picante, el ajo en polvo, la cebolla en polvo, el comino, la pimienta de cayena, el cereal de arroz, los copos de maíz y las pepitas en una taza, mezclarlos, esparcirlos en una bandeja para hornear con borde, poner en el horno y asa durante 40 minutos a 350 grados Fahrenheit

2. Divide y sirve como bocadillo en tazones.

Nutrición:

Calorías 199, grasa 3 mg, fibra 4 mg, carbohidratos 12 mg, proteína 5 mg

48. Mezcla de bayas de Goji

Listo en 10 minutos | Porciones: 4 | Dificultad: Normal

Ingredientes:

- Una taza con almendras

- Una taza de bayas de goji

- 1/2 taza de semillas de girasol

- 1/2 taza de semillas para calabaza

- 1/2 taza de nueces, cortadas a la mitad en dos

- 12 albaricoques secos y cortados en cuartos

Direcciones:

1. Integra la almendra con las bayas de goji, semillas de calabaza, nueces, semillas de girasol y albaricoques en una taza, mezcla, parte y sirve en tazones.

Nutrición:

Calorías 187, grasa 2 mg, fibra 5 mg, carbohidratos 12 mg, proteína 6 mg

49. Crema de alcachofa

Listo en 15 minutos | Porciones: 4 | Dificultad: Normal

Ingredientes:

- Espinaca, 10 onzas, picada

- Corazones de 12 onzas de alcachofa en conserva, sin apenas sal, filtrados y procesados Picados

- 1 taza de leche de coco

- 1 taza de queso cheddar, reducido en grasa, rallado

- Un chorrito de pimienta negra

Direcciones:

1. Integrar las espinacas con las alcachofas, la sal, el queso y la pimienta negra en un bol, mezclar bien, pasar a una cacerola, meter al horno y hornear por quince minutos a 400 ° Fahrenheit.

2. Divide y sirve en tazones.

Nutrición:

Calorías 200, grasa 4 g, fibra 6 mg, carbohidratos 14 mg, proteína 8 mg

50. Salsa de aguacate

Listo en 5 minutos | Porciones: 4 | Dificultad: Fácil

Ingredientes:

- Una cebolla en rodajas finas de color amarillo, cortada en cubitos

- Un jalapeño, cortado en cubitos

- 1/4 de taza de cilantro en rodajas

- Un chorrito de pimienta negra

- Dos aguacates pelados, sin hueso y en cubos

- 2 cucharadas de jugo de lima

Direcciones:

1. Integra el aguacate jalapeño, el cilantro, la pimienta negra y el jugo de limón con la cebolla en una taza, revuelve y sirve.

Nutrición:

Calorías 198, grasa 2 mg, fibra 5 mg, carbohidratos 14 mg, proteína 7 mg

Conclusión

El enfoque de la Dieta Mediterránea es la alimentación natural para proporcionar una vida sana.

A través de esta dieta podrás disfrutar de las comidas porque todas las recetas son de sabores y, al mismo tiempo, disfrutar de la transformación en tu cuerpo y mente.

Cuando mantienes este plan de alimentación como un hábito, experimentarás beneficios positivos para la salud.